AF297944

DESCRIPTION

DE QUELQUES

INSTRUMENTS NOUVEAUX

INVENTÉS ET EMPLOYÉS

PAR M. LE DR CAMILLE MIOT

POUR

LE TRAITEMENT DES MALADIES DE L'OREILLE

PARIS

H. GALANTE ET CIE

FABRICANTS D'INSTRUMENTS DE CHIRURGIE

2, RUE DE L'ÉCOLE DE MÉDECINE, 2

1869

Depuis plusieurs années les maladies de l'oreille sont
devenues l'objet d'une étude spéciale et attentive.

Des découvertes ont enrichi l'otologie et permettent
maintenant à tout médecin praticien d'examiner con-
venablement l'oreille externe et d'explorer l'oreille
moyenne.

Pour faciliter l'exploration de l'oreille externe, on a
imaginé des appareils nombreux dont nous ne parlerons
pas ; d'abord parce que plusieurs sont peu pratiques, et
qu'il serait ensuite trop long d'en faire une étude complète.

Notre intention est seulement de faire connaître aux
praticiens différents instruments que nous avons con-
struits sur les indications de M. le docteur Camille Miot,
et dont il fait chaque jour ressortir les avantages dans
ses leçons cliniques.

En tête de ces instruments se place naturellement le

speculum otoscope ; mais avant de le décrire il nous paraît utile de donner quelques détails préliminaires.

Le docteur Camille Miot, après avoir essayé tous les speculums connus, excepté celui de Fabrice de Hilden, donne la préférence au speculum bivalve, bien supérieur, dit il, au speculum plein très-estimé en Allemagne et en Angleterre.

Cette défaveur de l'instrument bivalve s'explique parfaitement quand on sait que cet instrument n'a pas des proportions convenables.

Un speculum bivalve offre à considérer deux parties bien distinctes :

1° Les valves.
2° Les branches.

Voici, suivant M. le docteur Camille Miot, les conditions auxquelles doit satisfaire un speculum bivalve pour qu'il soit bien fait.

Valves. — Elles doivent présenter une étroitesse, une largeur, une longueur et enfin une résistance suffisantes.

Trop étroites, elles n'éloignent pas assez l'une de l'autre les surfaces de la portion fibro-cartilagineuse du conduit.

Trop larges, elles ne peuvent pas être introduites dans les conduits un peu étroits ou être écartées suffisamment l'une de l'autre ; leur écartement exagéré causant de la douleur au malade.

Trop courtes, elles ne redressent pas assez la portion extensible du conduit.

Trop longues, elles deviennent incommodes puisqu'il

est souvent inutile d'introduire le speculum à une grande
profondeur pour maintenir les parois assez redressées et
écartées. Du reste, si l'on enfonçait beaucoup l'instrument, on irait heurter la partie osseuse et inextensible
du conduit et déterminer des douleurs inutiles.

Elles doivent être assez résistantes sans présenter trop
d'épaisseur, parce qu'elles diminuent d'autant le calibre
du conduit.

« La surface intérieure des valves doit être polie, très-
« brillante, parce qu'elle agit comme un miroir réflec-
« teur. » (Ménière.) Alors les rayons qui tombent sur elle
sont réfléchis et augmentent l'éclairage. Cette surface ne
doit être dépolie ou recouverte d'un vernis que dans le
cas où les rayons de la source lumineuse sont très-
intenses, par exemple, comme ceux du soleil. Réunies,
les valves doivent former un cylindre aplati sur les
côtés, et non pas un cône, parce qu'elles ressortent du
conduit lorsqu'on les écarte l'une de l'autre.

Branches. — Elles doivent être rigides, résistantes,
sans être trop grosses, fortement coudées et obliques
par rapport à l'axe longitudinal des valves.

Il est à remarquer que la plupart des speculums bi-
valves ont des branches perpendiculaires ou peu obliques et courtes. Avec cette disposition, elles se trouvent
trop rapprochées de la tête du malade et gênent la main
qui applique l'instrument.

Ces généralités posées, il nous reste à décrire l'otoscope
figuré ci-après, dont le dernier modèle employé exclu-

sivement par **M.** le docteur Camille Miot a été construit dans nos ateliers.

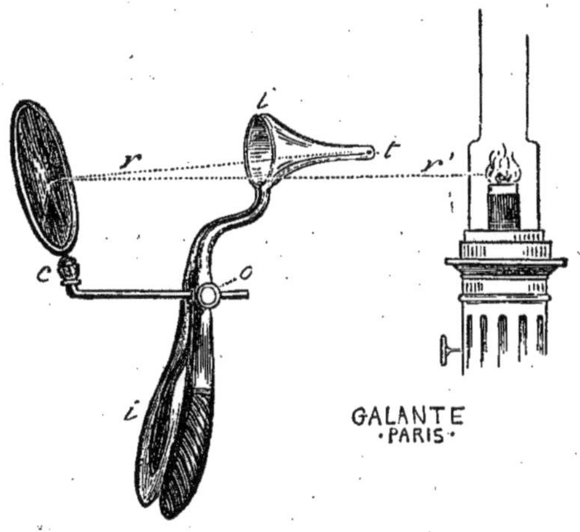

Il se compose de deux parties bien distinctes : 1° d'un speculum de forme spéciale ; 2° d'un miroir concave de 10 centimètres de foyer fixé aux branches du speculum.

Le speculum est bivalve ; chacune des valves se compose d'une partie rétrécie à surface intérieure brillante, et d'une autre très-évasée à surface intérieure noircie ou dépolie.

Les deux branches qui supportent les valves sont articulées ; l'une d'elles est percée d'un trou dans lequel est maintenu au moyen d'une vis O, une tige munie d'une genouillère C permettant à un miroir réflecteur concave, qu'elle supporte, de s'incliner dans toutes les directions.

D'après les indications de **M.** le docteur Camille Miot, nous avons donné au miroir un certain diamètre et un certain foyer, de manière à utiliser tous les rayons réfléchis et à pouvoir faire correspondre ce foyer avec les parties que l'on veut examiner. On y parvient facilement en faisant glisser la tige qui soutient le miroir.

Cet appareil présente les avantages suivants : 1° il est plus simple, plus léger, plus portatif, moins coûteux, d'un maniement plus facile que les appareils connus.

2° La lumière réfléchie qu'il donne est excellente.

3° Avec une source lumineuse même assez faible, il permet de bien voir l'oreille externe.

Mode d'emploi. — Lorsqu'on veut examiner le conduit auditif externe gauche, par exemple, on fait asseoir le malade de manière à ce qu'il tourne le dos à la lampe préalablement placée à la hauteur de sa tête, qui doit être légèrement penchée et tournée à droite, c'est-à-dire, du *côté opposé au médecin*. On saisit le pavillon avec la main droite, on le porte en dehors en haut et en arrière, puis, tenant dans la main gauche l'instrument, on l'introduit dans le méat. Aussitôt qu'il a pénétré suffisamment, on laisse le pavillon et on incline le miroir avec la main droite devenue libre, de manière à diriger les rayons lumineux dans le conduit. On écarte alors un peu les valves du speculum pour voir si elles ont pénétré assez avant et si elles sont dans une position convenable ; si elles sont bien placées, on exagère leur écartement qui permet à l'observateur de distinguer la surface du conduit et celle du tympan.

Veut-on examiner l'oreille droite, on place le malade de manière à ce qu'il regarde la lampe et que sa tête

légèrement penchée soit tournée un peu à droite, c'est-
à-dire, *du côté du médecin.*

Pour l'examen des deux oreilles, le médecin doit être
assis à côté du malade. Cet examen peut cependant se
faire le malade et le médecin étant debout, pourvu que
la lampe soit toujours à la hauteur voulue.

APPAREIL A DOUCHES GAZEUSES
POUR L'OREILLE MOYENNE

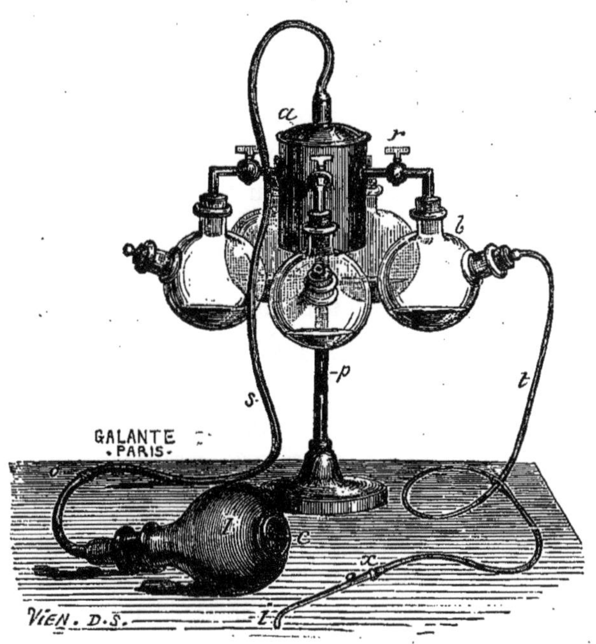

Il se compose d'une caisse à air *a*, supportée par un

pied sur lequel elle peut tourner. Sur ses parois latérales on remarque cinq ajutages munis chacun :

1° D'un robinet *r* destiné à établir ou à interrompre la communication entre la caisse à air et le ballon *b*.

2° D'un ballon présentant deux tubulures, dont une est munie d'un tuyau de caoutchouc *t* terminé à son extrémité libre par un embout *x*. Celui-ci est destiné à être introduit dans le pavillon de la sonde préalablement placée dans la trompe d'Eustache.

De la paroi supérieure de la caisse *a* part un tuyau en caoutchouc *s*, dans lequel on a placé deux soupapes. Ce tuyau est muni à son extrémité d'une poire insuffla-trice *l* avec prise d'air en *c*.

Mode d'emploi. — La sonde étant placée et maintenue dans la trompe d'Eustache, on introduit dans le pavillon de la dite sonde, l'embout du tube *t* dont nous avons parlé plus haut ; puis après avoir ouvert le robinet correspondant avec le ballon récepteur du médicament, que l'on chauffe s'il y a lieu avec une lampe à alcool, on comprime alternativement la poire insufflatrice *l*, en ayant soin de mettre un doigt sur la prise d'air *c*. L'air, refoulé par la poire dans l'appareil, entraîne dans la caisse du tympan les vapeurs médicamenteuses.

On peut ainsi à l'aide de cet appareil d'un maniement facile, employer des vapeurs très-variées, telles que celles d'éther acétique, de goudron, d'alcool, de chlorhydrate d'ammoniaque, de teinture d'iode, d'acétate d'ammoniaque, de chloroforme.

1.

SPECULUM PNEUMATIQUE

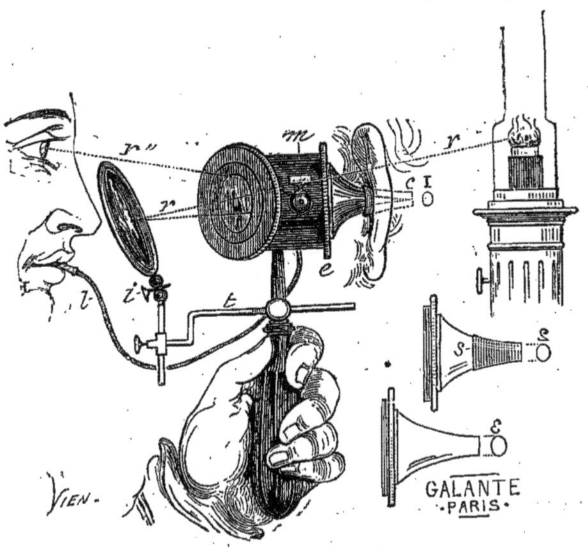

Ce nouvel appareil inventé en 1864 par le Docteur
Siegle, de Stuttgard, se compose d'un cylindre dont une
extrémité coupée perpendiculairement est munie d'un
speculum *e*, et dont l'autre, taillée obliquement, est
hermétiquement fermée au moyen d'un disque de verre.
Sur les parois latérales du cylindre se trouve un ajutage
sur lequel on adapte un tube de caoutchouc servant à
condenser ou à raréfier l'air renfermé dans le conduit
auditif externe.

M. le docteur Camille Miot nous a fait modifier cet
appareil de la manière suivante. Le cylindre a été trans-

formé en tronc de cône ; il en résulte une déperdition très-faible des rayons réfléchis dans l'appareil. C'est encore sur ses indications que nous y avons placé un second ajutage communiquant avec un tube manométrique. Ces deux ajutages sont en outre, munis chacun d'un robinet qui permet ainsi de maintenir plus longtemps une pression variable dans le conduit auditif. Le maniement de cet appareil est beaucoup plus facile que celui de l'ancien ; et cela, grâce à un manche que nous y avons adapté, qui supporte également une tige sur laquelle un miroir réflecteur concave est fixé au moyen de deux genouillières lui permettant de s'incliner dans tous les sens. Le disque obturateur en verre n'est que vissé après le cylindre, on peut donc, en l'enlevant, transformer le speculum pneumatique en otoscope simple, laissant le passage libre aux instruments qui doivent être introduits dans le conduit.

Mode d'emploi. — Avant d'appliquer l'appareil, on revêt le speculum d'un tube en caoutchouc, de manière à faciliter l'occlusion plus complète du conduit auditif, et l'on procède comme pour appliquer un speculum plein.

Le dessin ci-joint indique les rapports respectifs du malade, de l'appareil, et de la source lumineuse.

Lorsqu'après avoir introduit l'instrument dans le conduit auditif et en avoir éclairé suffisamment l'intérieur au moyen du réflecteur concave, on veut augmenter la pression exercée sur la surface extérieure de la membrane du tympan, on place dans la bouche le tube en caoutchouc correspondant au cylindre, puis on insuffle

lentement une certaine quantité d'air dans l'appareil et
par conséquent dans l'oreille. On voit alors la concavité
du tympan augmenter. Veut-on au contraire diminuer
la pression, on aspire l'air renfermé dans le conduit. Si
le tympan est normal on voit la membrane tout entière
attirée vers lui. En même temps le manche du marteau
exécute un double mouvement : il se porte en avant et
en dehors. Si l'on fait un vide absolu, comme la membrane a des mouvements beaucoup plus étendus que
ceux du marteau, il en résulte qu'elle devient fortement
convexe en dehors au point de former des saillies consi-
dérables. Dans les points adhérents, des méplats appa-
raissent d'autant plus prononcés que l'aspiration est
plus énergique.

On le voit donc, l'élasticité et la résistance du tympan
sont facilement démontrées au moyen de cet appareil.
Lorsqu'on fait des aspirations, il est facile de voir la
membrane pathologique ébranlée en masse ou en partie;
de là, des aspects différents suivant les lésions qui exis-
tent. On peut aussi en insufflant et en aspirant alternativement de l'air, faire exécuter à la membrane tympa-
nique des mouvements de va-et-vient, qui donnent des
indications précieuses sur l'état de la membrane et de
l'articulation du marteau et de l'enclume.

Il sera donc facile de savoir si la membrane est modi-
fiée dans sa structure, si elle a contracté des adhérences,
et quelle est leur étendue et leur forme. M. le docteur
Camille Miot a traité longuement ce sujet dans ses con-
férences cliniques.

Le docteur Siegle, de Stuttgard, pense que l'appareil

peut servir au traitement de certaines affections, en aug-
mentant les mouvements physiologiques des articulations,
de la chaîne; mais M. le docteur Camille Miot qui a déjà
fait dans ce but de nombreux essais, jusqu'à présent peu
démonstratifs, croit que cet appareil, très-utile pour le
diagnostic, est peu efficace pour le traitement des maladies de l'oreille.

APPAREIL POUR DONNER DES INJECTIONS
AURICULAIRES ET NASALES.

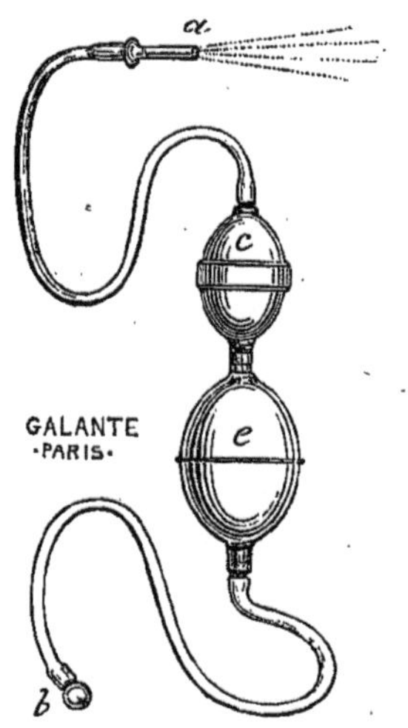

Il se compose de deux boules en caoutchouc e et c,
de capacités différentes, et reliées entre elles au moyen
d'un ajutage métallique. La différence de capacité de

ces deux réservoirs permet d'avoir un courant continu, dont la violence dépend de la force avec laquelle on comprime la poire *e* que l'on tient avec la main.

Chacune des boules est munie d'un tube : l'un *b* plonge dans le vase renfermant le liquide qui doit servir à l'injection ; l'autre *a* est muni d'un cylindre métallique dont l'extrémité libre, fermée, est percée de plusieurs trous.

Cette disposition permet d'obtenir un jet très-divisé, qui arrive en pluie dans l'oreille ou dans les fosses nasales. Ce jet très-doux, très-supportable, entraîne le muco-pus, les pellicules, et modifie avantageusement la vitalité des muqueuses.

Modes d'emploi :

1° Pour les oreilles. — Lorsqu'on veut donner une injection auriculaire, on place au-dessous de l'oreille le vase qui contient le liquide prescrit ; on y plonge l'extrémité du tube *b* de l'appareil, puis, prenant la poire *e*, on la comprime lentement et par intervalles après avoir préalablement placé la canule métallique vis-à-vis le méat.

2° Pour les narines. — On introduit la canule *a* dans le méat jusqu'à ce qu'elle ait pénétré d'un centimètre environ, et on la relève suffisamment afin de pouvoir diriger le liquide vers les différents points des fosses nasales.

On peut ainsi, pour bien laver l'arrière-cavité des fosses nasales et l'orifice guttural des trompes d'Eustache, donner la douche naso-pharyngienne ou de Weber.

APPAREIL A DOUCHES MÉDICAMENTEUSES
(Dr C. MIOT

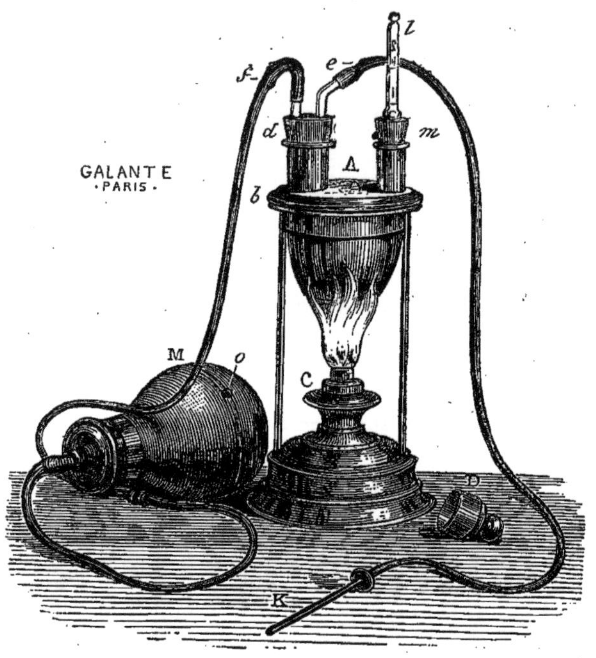

Cet appareil se compose d'une chaudière A, supportée par un cercle métallique *b* fixé au-dessus d'une lampe à alcool C.

La chaudière A est fermée au moyen de deux bouchons en caoutchouc vulcanisé, dont l'un est traversé par deux tubes conducteurs *ef*. L'autre bouchon supporte un thermomètre *l* destiné à indiquer le degré de chaleur.

A l'extrémité libre du tube conducteur *e*, est fixé un embout ou canule en vulcanite que l'on introduit dans

le nez ou dans l'oreille suivant la prescription. Le tube f
est terminé par une poire insufflatrice M en caoutchouc
vulcanisé, ayant une prise d'air en o.

Lorsque le malade veut faire une fumigation dans
l'oreille, il chauffe le récipient contenant le liquide
médicamenteux. Aussitôt que les vapeurs commencent
à se dégager, il place la canule K vis-à-vis le méat ou à
l'entrée du conduit de l'oreille, et il comprime alternativement la poire M en plaçant le doigt sur sa prise d'air.
Les vapeurs sont alors entraînées dans le conduit. Si elles
devenaient trop chaudes, il suffirait de baisser un peu
la mèche de la lampe pour en abaisser la température.

Pour prendre une inhalation par les narines, il agit
comme précédemment ; seulement il place la canule dans
une des narines, et la maintient avec le pouce et
l'index, en ayant soin de fermer en même temps l'autre
narine. Il prend alors la poire qu'il comprime doucement,
et aspire par le nez les vapeurs qui se dégagent de l'intérieur de l'appareil. Il peut ainsi placer alternativement
la canule dans chaque narine, de manière à faire péné-
trer les vapeurs dans les fosses nasales pendant un temps
variable.

Si le malade veut faire passer les vapeurs médicamenteuses dans l'oreille moyenne, les trompes d'Eustache
étant encore perméables, il emploiera le procédé de
Politzer indiqué dans les lignes suivantes : Après avoir
introduit la canule K dans une de ses narines, il la maintient avec le pouce et l'index comme nous l'avons dit
plus haut, et avec la même main comprime l'autre narine de manière à les fermer hermétiquement toutes

deûx. De la main restée libre, il comprime la poire, et en même temps tenant la bouche fermée, il exécute un mouvement de déglutition. Les vapeurs sont alors entraînées dans la bouche et dans l'oreille moyenne.

Dans les cas où les mouvements de déglutition ne suffisent pas, il prend dans la bouche une gorgée d'eau qu'il avale aussitôt qu'il sent exister une certaine pression, déterminée par l'air mélangé aux vapeurs médicamenteuses.

SÉCATEUR DU MANCHE DU MARTEAU
(Dʳ C. MIOT)

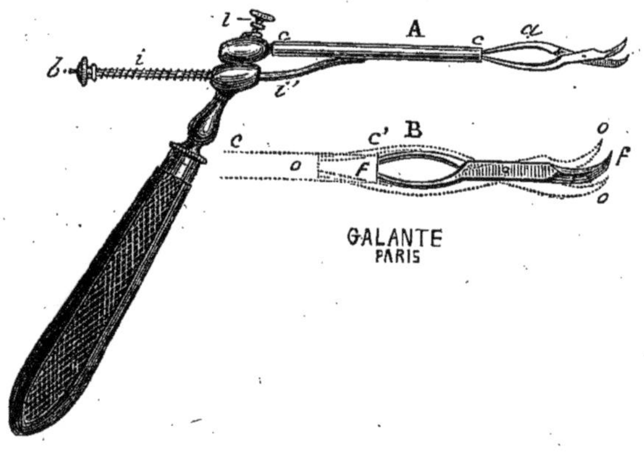

Cet instrument se compose d'une canule cc, à laquelle est fixée une tige pleine b qui passe librement à travers le manche de l'instrument. Cette tige pleine est entourée par un ressort à boudin destiné à la faire revenir dans sa position première, lorsqu'on a exécuté une pression momentanée sur le bouton b. Dans la canule cc, passe une

tige fixée d'un côté au manche de l'instrument et ter-
minée de l'autre par une paire de ciseaux courbes *a*.

Ces ciseaux peuvent être placés dans n'importe quelle
direction ; il suffit pour cela de faire pivoter sur elle-
même la tige qui les supporte ét qu'un bouton à vis *l*
sert à fixer dans la position voulue.

Voici comment le docteur C. Miot se sert de cet
instrument. — Après avoir écarté les parois de la
partie fibro cartilagineuse du conduit et en avoir bien
éclairé l'intérieur, il prend un petit couteau lancéolaire
à extrémité légèrement pointue et coupante, dont la
lame a $2^m/_m$ de longueur et $1^m/_m$ de largeur. Celle-ci,
à deux tranchants, est montée sur une tige courbée à
angle obtus et munie d'un manche.

Il dirige la pointe du couteau vers le tympan qu'il per-
fore à $1^m/_m$ au-dessous de l'apophyse externe et un peu
en avant du manche du marteau. Il coupe le tympan de
haut en bas en suivant une direction parallèle au manche
du marteau indiquée sur le dessin suivant par la
ligne 1.

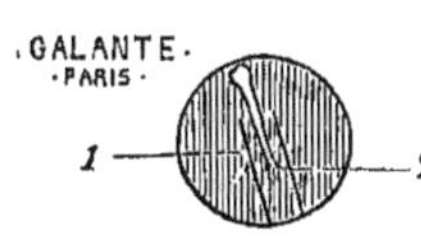

Il porte ensuite le couteau en arrière du manche et dans un point
correspondant à la partie supérieure
de l'incision déjà faite, pour couper
le tympan suivant la ligne 2. Puis prenant le sécateur de
la main droite, il l'introduit dans le conduit, de manière
à placer entre les lames des ciseaux le manche du marteau. A ce moment il applique le pouce sur le bouton *b*,
et exerce sur lui une pression graduelle assez forte, en
ayant soin de bien assujettir la main qui tient l'instru-

ment. La canule *cc* glisse alors sur la tige et force les lames des ciseaux à se rapprocher de manière à opérer la section du manche du marteau (1).

PINCE POUR ENLEVER LES CORPS ÉTRANGERS
PELLICULES, ETC., ETC.
(Dʳ C. MIOT)

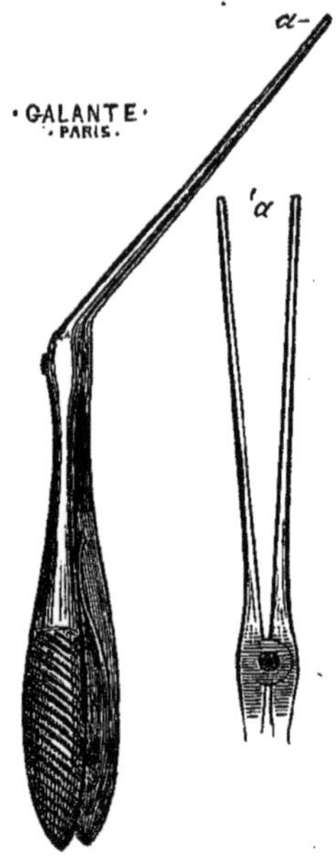

Les mors de cette pince sont extrêmement fins et munis de dents sur leur surface interne. Ainsi confectionnés,

---

(1) Pour d'autres détails opératoires non indiqués ici, voir les *Leçons cliniques* du Dʳ C. Miot (Paris, 1869).

ils permettent au chirurgien de saisir avec facilité les corps étrangers les plus petits, et ont l'avantage de ne pas obstruer le conduit.

Les deux branches de cette pince sont construites dans le même genre que celles du speculum otoscope, et sont maintenues écartées au moyen d'un ressort d'acier placé entre elles.

SPECULUMS PLEINS EN CRISTAL

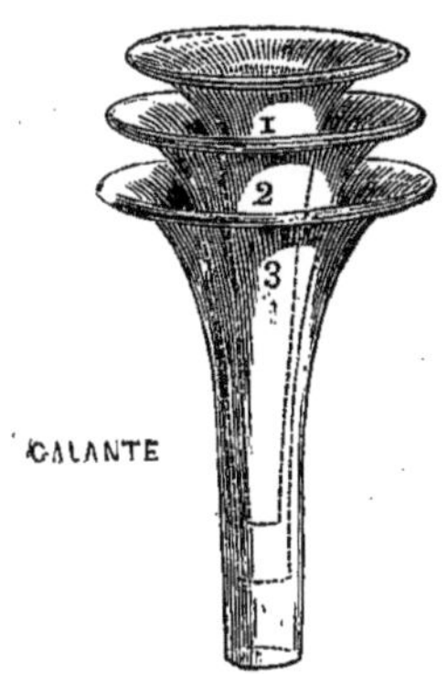

Le grand avantage de ces speculums est de ne pas se laisser attaquer par les caustiques. Ils ont en outre celui de ne coûter que 0ʳ.25 chacun.

Paris. — Imprimerie de Gusset et Cⁱᵉ, rue Racine, 26.

9 782019 259501